# enfermedad de crohn Enfermedad

Todo lo que necesitas saber

# Descargo de responsabilidad

Este contenido sirve para proporcionar información general sobre la enfermedad y tiene como objetivo capacitarlo para buscar asistencia médica inmediata si es necesario para prevenir complicaciones. Es fundamental recalcar que esta información no sustituye la consulta a un médico calificado. El campo de la ciencia médica evoluciona continuamente y, debido a la naturaleza dinámica del conocimiento médico, recomendamos buscar asesoramiento de expertos si encuentra alguna inconsistencia o tiene la intención de tomar medidas basadas en la información de este contenido. Nunca ignore la orientación médica profesional ni retrase el tratamiento basándose en algo que haya leído en línea, incluido este material, o de cualquier otra fuente en línea. Recuerda siempre que Internet no puede curarte; más bien, la curación se produce a través de la guía de profesionales médicos y la providencia de Dios.

# Tabla de contenidos

# Introducción

En este artículo se proporciona información sobre las posibles causas, síntomas, opciones de tratamiento y manejo general de la enfermedad de Crohn.

Un trastorno inflamatorio persistente del sistema gastrointestinal se llama enfermedad de Crohn. Usted y sus seres queridos podrán manejar mejor la incertidumbre que acompaña a un nuevo diagnóstico si comprenden la enfermedad de Crohn.

La enfermedad de Crohn es miembro de la categoría de enfermedades inflamatorias intestinales o EII. Lleva el nombre del Dr. Burrill B. Crohn, quien, junto con los Dres. Leon Ginzburg y Gordon D. Oppenheimer, describieron inicialmente la enfermedad en 1932.

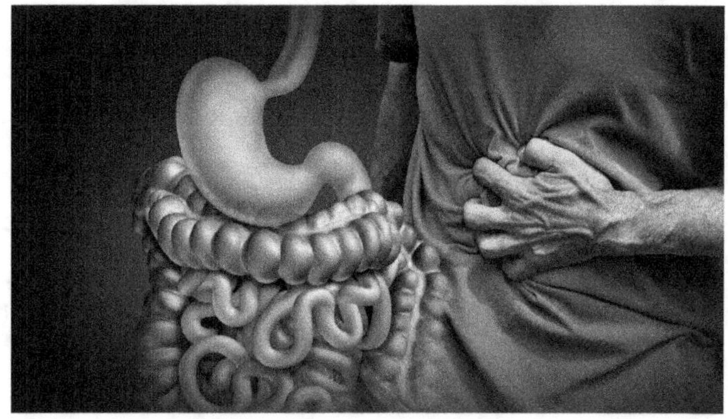

# Hecho clave

- Hay las mismas posibilidades de que hombres y mujeres se vean afectados.
- Aunque la enfermedad de Crohn puede afectar a cualquier persona a cualquier edad, es más común en adultos y adolescentes de entre 15 y 35 años.
- El estrés y la dieta pueden exacerbar la enfermedad de Crohn, pero no la causan.
- Según estudios recientes, las variables ambientales, genéticas y familiares desempeñan un papel en el desarrollo de la enfermedad de Crohn.

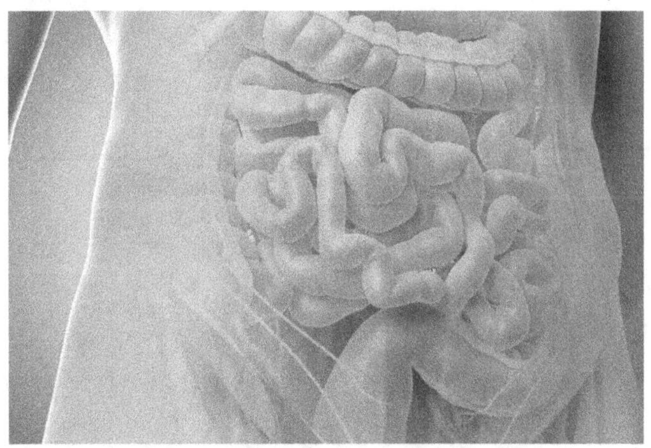

**Gastrointestinal system
Having Swollen Colon - Large Intestine**

# Enfermedad de Crohn o colitis ulcerosa

Aunque la enfermedad de Crohn y la colitis ulcerosa son formas de enfermedad inflamatoria intestinal (EII) y tienen síntomas similares, son enfermedades distintas que afectan partes distintas del tracto gastrointestinal.

## enfermedad de Crohn

- Puede afectar la boca, el ano y cualquier parte del sistema gastrointestinal.
- puede afectar al espesor total de la pared intestinal.

## Colitis ulcerosa

- El colon y el recto, también conocidos como intestino grueso, son los únicos órganos afectados.
- impacta el revestimiento interior del intestino grueso.

# Sección 1

## ¿Quién puede verse afectado?

- Se estima que 1 de cada 100 estadounidenses padece EII. Es igualmente probable que la enfermedad de Crohn afecta a hombres y mujeres.

- Aunque la enfermedad de Crohn puede afectar a cualquier persona a cualquier edad, se identifica con mayor frecuencia en adultos y adolescentes de entre 20 y 30 años.

- Según estudios, entre el 1,5% y el 28% de las personas con EII tienen un familiar de primer grado (padre, hijo o hermano) que también padece la enfermedad.

- A pesar de un componente hereditario relacionado con un riesgo elevado de EII, los antecedentes familiares no se pueden utilizar para predecir quién contraerá la enfermedad de Crohn.

- Las personas con enfermedad de Crohn pueden ser de cualquier origen étnico. Aunque la prevalencia de la enfermedad de Crohn entre asiáticos e hispanos ha aumentado recientemente, la afección es más común en caucásicos.

# Sección 2

## Signos y síntomas de la enfermedad de Crohn

Cada paciente puede experimentar la enfermedad de Crohn de manera un poco diferente.

Estamos disponibles para ayudarle a explorar las indicaciones y síntomas más típicos de la enfermedad de Crohn. El tracto gastrointestinal específico afectado determinará los síntomas que usted o un ser querido pueda tener.

Debido a la naturaleza crónica de la enfermedad de Crohn, los pacientes pueden tener brotes (períodos en los que los síntomas son particularmente graves) seguidos de remisiones (períodos durante los cuales es posible que no presente ningún síntoma).

Aunque es fundamental identificar los síntomas de la enfermedad de Crohn, solo un profesional médico puede verificar el diagnóstico. Programe una cita con su médico si cree que podría tener enfermedades inflamatorias intestinales (EII) para que se pueda desarrollar un diagnóstico y un plan de tratamiento.

**Inflamación del tracto gastrointestinal**

Cualquier área del tracto gastrointestinal, desde la boca hasta el ano, puede verse afectada por la enfermedad de Crohn. Aunque cada paciente experimenta los síntomas de manera diferente, existen ciertos signos típicos de inflamación del tracto gastrointestinal provocada por la enfermedad de Crohn.

- Diarrea persistente
- Sangrado rectal
- Necesidad urgente de defecar
- Calambres y dolores abdominales.
- Sensación de evacuación intestinal incompleta.
- Estreñimiento, que puede provocar obstrucción intestinal.

**Síntomas más allá del intestino**

La enfermedad inflamatoria intestinal (EII) puede causar síntomas sistémicos fuera del tracto gastrointestinal que afectan su salud general y su calidad de vida.

- Enrojecimiento o dolor en los ojos o cambios en la visión.
- Úlceras de boca
- Articulaciones hinchadas y dolorosas.
- Complicaciones de la piel, como protuberancias, llagas o erupciones cutáneas.
- Fiebre
- Pérdida de apetito
- Pérdida de peso
- Fatiga
- Sudores nocturnos
- Pérdida del ciclo menstrual normal.
- Osteoporosis
- Cálculos renales
- Complicaciones hepáticas raras, incluidas colangitis esclerosante primaria y cirrosis

# Sección 3

## Causas de la enfermedad de Crohn

Se estima que uno de cada 100 estadounidenses padece EII. Lamentablemente, en este momento se sabe poco sobre la etiología de la enfermedad de Crohn. Por esta razón, los científicos que estudian la enfermedad de Crohn y la colitis están tratando de aprender más sobre esta afección y desarrollar un tratamiento.

## La enfermedad de Crohn y el sistema inmunológico

En la mayoría de los casos, las bacterias, virus, hongos y otros invasores extraños son atacados y eliminados por el sistema inmunológico de un ser humano. Cuando el sistema inmunológico reacciona normalmente, las células abandonan la circulación y entran a los intestinos, donde provocan inflamación. Las bacterias inocentes del tracto gastrointestinal normalmente están protegidas de los ataques del sistema inmunológico.

En personas con EII:

- Cuando las personas con enfermedad inflamatoria intestinal (EII) malinterpretan estas bacterias benignas como invasores extraños, el sistema inmunológico reacciona.
- La inflamación inducida por la respuesta inmunológica no desaparece. Esto provoca engrosamiento de la pared intestinal, ulceración, inflamación persistente y, en última instancia, síntomas de la enfermedad de Crohn.

## Factores genéticos

Dado que la enfermedad de Crohn tiende a ser hereditaria, los miembros de la familia que padecen la afección o un pariente cercano que la padece tienen más probabilidades de contraerla ellos mismos. Según los estudios, entre el 5% y el 20% de las personas con EII tienen un pariente de primer grado (un padre, un hijo o un hermano) que también padece la enfermedad. En comparación con la colitis ulcerosa, la enfermedad de Crohn conlleva un mayor riesgo genético.

### Otros factores de riesgo genéticos

- Cuando ambos padres tienen EII, la probabilidad de desarrollar enfermedad de Crohn o colitis ulcerosa aumenta significativamente.

- Las personas con ascendencia de Europa del este, especialmente los judíos de ascendencia europea, tienen más probabilidades de contraer la enfermedad.
- En las poblaciones afroamericanas, el número de casos notificados ha aumentado recientemente.

## Factores ambientales

El lugar donde vive parece desempeñar un papel en el desarrollo de la enfermedad de Crohn.

Aquí es donde la enfermedad de Crohn es más común:

- Países desarrollados, en lugar de países subdesarrollados
- Ciudades y pueblos urbanos, en lugar de zonas rurales
- Climas del norte, en lugar de climas del sur.

# Sección 4

## Tipos de enfermedad de Crohn

Es fundamental comprender qué área de su tracto gastrointestinal se ve afectada si recibe un diagnóstico de enfermedad de Crohn. Aunque los síntomas de la enfermedad de Crohn pueden diferir de persona a persona, su tipo específico de enfermedad de Crohn afecta los síntomas y las posibles consecuencias que puede enfrentar.

### ileocolitis

El tipo más frecuente de enfermedad de Crohn es éste. Afecta al intestino grueso, también conocido como colon, y al íleon terminal, que es el final del intestino delgado.

Los posibles síntomas incluyen:

- Diarrea y calambres
- Dolor en la parte media o inferior derecha del abdomen.
- Pérdida de peso significativa

### illitis

Este tipo de enfermedad de Crohn afecta sólo al íleon.

Los síntomas pueden incluir:

- Igual que la ileocolitis

- En casos graves, las complicaciones pueden incluir fístulas o abscesos inflamatorios en el cuadrante inferior derecho del abdomen.

## Enfermedad de Crohn gastroduodenal

Este tipo afecta el estómago y el comienzo del intestino delgado, llamado duodeno.

Los síntomas pueden incluir:

- Náuseas
- Vómitos
- Pérdida de apetito
- Pérdida de peso

## yeyunoileítis

Este tipo se caracteriza por áreas irregulares de inflamación en la mitad superior del intestino delgado, llamada yeyuno.

Los síntomas pueden incluir:

- Dolor abdominal leve a intenso y calambres después de las comidas.
- Diarrea
- Se pueden formar fístulas en casos graves o después de períodos prolongados de inflamación.

# Colitis (granulomatosa) de Crohn

Este tipo afecta sólo al colon, también conocido como intestino grueso.

Los síntomas pueden incluir:

- Diarrea
- Sangrado rectal
- Enfermedad alrededor del año, incluidos abscesos, fístulas y úlceras.
- Las lesiones cutáneas y los dolores articulares son más comunes en esta forma de enfermedad de Crohn que en otras.

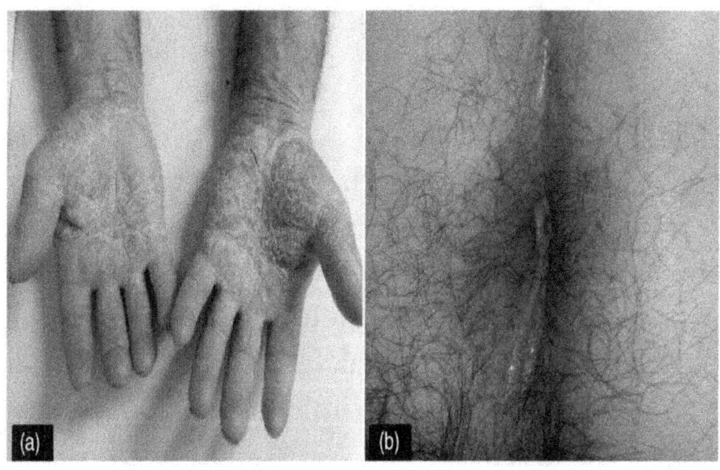

# Sección 5

## Complicaciones de la enfermedad de Crohn

Si bien la enfermedad de Crohn se localiza en el tracto gastrointestinal, puede afectar su salud general y causar problemas médicos más graves.

- Pérdida de apetito
- Pérdida de peso
- Baja energía y fatiga.
- Retraso en el crecimiento y desarrollo en los niños.

En casos más graves, la enfermedad de Crohn puede provocar complicaciones graves.

- Las fisuras son desgarros en el revestimiento del ano, que pueden causar dolor y sangrado, especialmente durante las deposiciones.
- Una fístula, causada por una inflamación, es un canal anormal que se forma entre una parte del intestino y otra, o entre el intestino y la vejiga, la vagina o la piel. Las fístulas son más comunes en el área anal y requieren atención médica inmediata.
- Una estenosis es un estrechamiento del intestino como resultado de una inflamación crónica.

# Sección 6

## Diagnóstico y pruebas de la enfermedad de Crohn

Los síntomas de la enfermedad de Crohn pueden variar mucho de persona a persona. Lo guiaremos a través del proceso de diagnóstico paso a paso y le brindaremos actualizaciones.

El diagnóstico de la enfermedad de Crohn no se puede hacer con una sola prueba y los síntomas de la enfermedad se confunden frecuentemente con los de otras enfermedades, como las infecciones bacterianas. Sus profesionales médicos deben evaluar su historial médico anterior y utilizar los resultados de las pruebas de diagnóstico para descartar cualquier posible motivo de sus síntomas. Este procedimiento podría tardar un poco.

Consulte a su médico de inmediato si cree que usted o un ser querido presenta síntomas que podrían indicar la enfermedad de Crohn.

# Pruebas y evaluaciones iniciales

Un examen físico de rutina es el primer paso para diagnosticar y tratar su afección. Además de hablar con usted, su médico le preguntará sobre sus actividades diarias, antecedentes familiares, alimentación y nutrición, y salud general.

Qué esperar

- Para descartar otras posibles enfermedades médicas y detectar indicadores de la enfermedad de Crohn, su médico puede recetar pruebas de diagnóstico.
- Probablemente le analizarán la sangre y las heces en un laboratorio durante los exámenes iniciales.
- Las radiografías del tracto gastrointestinal superior e inferior pueden ser parte de pruebas adicionales. Su médico puede sugerirle una prueba que emplee un agente de contraste para proporcionar una imagen más clara y detallada de su tracto gastrointestinal. Cada prueba tiene un tipo diferente de contraste.
- Piense en asistir a sus citas con un amigo cercano o un familiar de confianza. Además de reducir su estrés, esto podría ayudarle a recordar detalles de su médico en el futuro.

### Consejos de comunicación

- Para asegurarse de no pasar por alto nada crucial, tome nota de sus síntomas y llévelo a sus citas.
- Consulte a su equipo médico sobre la prueba adecuada para usted y obtenga información sobre los costos compartidos de su compañía de seguros.

## Endoscopia e Imagenología

Para examinar su intestino y tracto gastrointestinal, su médico podría recomendarle más pruebas. Aunque estas pruebas son más intrusivas y pueden parecer aterradoras, sus proveedores de atención médica se encargará de minimizar cualquier molestia porque con frecuencia se realizan en un entorno ambulatorio.

## Endoscopia

Una pequeña cámara conectada al extremo de un tubo iluminado le permite a su médico observar de cerca el interior del colon durante una endoscopia.

Las siguientes endoscopias se utilizan para detectar la enfermedad de Crohn:

- Durante una colonoscopia, se inserta un tubo flexible e iluminado a través de la abertura del ano para permitir a los profesionales médicos inspeccionar el colon, que es la porción más baja del intestino grueso.

- Utilizando un tubo flexible e iluminado que se pasa a través de la boca, baja por el esófago, llega al estómago y llega hasta el duodeno (la primera parte del intestino delgado), una endoscopia superior permite a los profesionales médicos observar el sistema gastrointestinal desde la parte superior hacia abajo.

Se requiere preparación intestinal para las colonoscopias. Discuta estrategias de preparación y trucos sencillos de preparación con tu equipo de atención médica.

## Biopsia

Durante una colonoscopia o endoscopia, es posible que su médico desee tomar una biopsia de su colon u otra parte de su sistema digestivo. Durante la biopsia se extrae una pequeña muestra de tejido del interior del intestino para analizar y examinar más a fondo.

- En un laboratorio de patología, se examinará el tejido de la biopsia y se examinará para detectar cualquier enfermedad. La detección del cáncer colorrectal también implica biopsias.

- Aunque una biopsia puede parecer aterradora, gracias a los avances de la medicina, el proceso ahora es casi indoloro.

## Cromoendoscopia

Para buscar pólipos o alteraciones precancerosas durante una colonoscopia, es posible que su médico desee emplear este método.

- Se inyecta un tinte líquido azul en el colon durante una cromoendoscopia para identificar y enfatizar pequeñas alteraciones en el revestimiento intestinal.
- Después de eso, los pólipos se pueden extirpar o realizar una biopsia.
- Las deposiciones azules son un efecto secundario común de esta terapia.

## Imágenes del intestino delgado

Estas pruebas están destinadas a observar áreas del intestino que una colonoscopia o endoscopia no pueden ver fácilmente. Funcionan mediante el uso de un contraste oral bebible que es visible en una tomografía computarizada (CT), una resonancia magnética (MRI) o una radiografía fluoroscópica.

- Estos exámenes también pueden denominarse enteroclisis o enterografía.

- Es posible que su médico le dé una pequeña cámara del tamaño de una pastilla que toma imágenes del intestino delgado y del colon a medida que pasa por el tracto gastrointestinal para que la trague. Más tarde, la cámara sale durante una evacuación intestinal.

- Para observar partes del intestino de difícil acceso, podría ser necesaria una endoscopia con balón.

## Consejos de comunicación

- Infórmese con sus profesionales médicos qué esperar del procedimiento y si existen riesgos potenciales.

- La mayoría de las pruebas de la enfermedad de Crohn se realizan en un entorno ambulatorio. Si desea compañía y tranquilidad mientras conduce, piense en pedirle a un amigo o familiar que conduzca.

# Sección 7

## Opciones de tratamiento de la enfermedad de Crohn

Puede mantener el control sobre su enfermedad y disfrutar de una vida plena utilizando una variedad de modalidades de terapia. Recuerde que ningún tratamiento es universalmente eficaz para todos los pacientes. Cada paciente tiene un escenario único y cada uno requiere un tratamiento diferente.

La enfermedad de Crohn y otros tipos de enfermedad inflamatoria intestinal (EII) se pueden tratar con medicamentos, ensayos clínicos, cambios dietéticos y nutricionales y, ocasionalmente, cirugía para extirpar o reparar secciones dañadas del tracto gastrointestinal.

### Medicamento

El objetivo de los medicamentos para la enfermedad de Crohn es reducir la respuesta inflamatoria aberrante que produce su sistema inmunológico, que es la fuente de sus síntomas. Además de aliviar los síntomas comunes como fiebre, diarrea y dolor, suprimir la inflamación promueve la curación de los tejidos intestinales.

Se pueden utilizar medicamentos para reducir la frecuencia de los brotes de síntomas, además de controlar y suprimir los síntomas (inducir la remisión) (mantener la remisión). Los períodos de remisión pueden prolongarse y los momentos en que los síntomas empeoran pueden reducirse con la administración gradual de la medicación adecuada. Hoy en día, existen varios tipos diferentes de medicamentos que se utilizan para tratar la enfermedad de Crohn.

## Terapia de combinación

En algunos casos, un profesional de la salud puede recomendar agregar una terapia complementaria a la terapia original para maximizar su eficacia. La terapia combinada, por ejemplo, puede implicar la adición de un biológico además de un inmunomodulador. La terapia combinada tiene ventajas y desventajas, como cualquier otro tipo de terapia. La combinación de tratamientos puede mejorar la eficacia del tratamiento de la EII, pero puede haber una mayor probabilidad de toxicidad y otros efectos secundarios. Su médico determinará el mejor curso de acción para su conjunto particular de necesidades médicas.

## Ensayos clínicos

Mucha gente no sabe que pueden tratar su EII inscribiéndose en un estudio de investigación. Los investigadores descubren enfoques novedosos para mejorar los tratamientos y la calidad de vida a través de ensayos clínicos. Sólo a través de ensayos clínicos se podrán disponer de nuevas y mejores opciones de tratamiento para los pacientes. Los ensayos clínicos son una de las últimas fases de un largo y meticuloso proceso de investigación. Para identificar un ensayo que podría ser adecuado para usted y obtener más información sobre los ensayos clínicos, visite la Comunidad de ensayos clínicos.

## Dieta y nutrición

Aunque las reacciones adversas a los alimentos pueden no ser la causa de la enfermedad de Crohn, prestar mucha atención a su dieta puede ayudar a minimizar los síntomas, reponer los nutrientes agotados y fomentar la curación.

Mantener una dieta saludable es crucial para quienes padecen la enfermedad de Crohn porque la afección con frecuencia provoca una reducción del apetito además de un aumento en las necesidades de energía del cuerpo. Además, los síntomas comunes de la enfermedad de Crohn, como la diarrea, pueden dificultar la absorción de agua, vitaminas, minerales, proteínas, grasas y carbohidratos del cuerpo.

Los alimentos blandos y blandos suelen ser menos incómodos para muchas personas que padecen ataques de enfermedad de Crohn que los alimentos picantes o ricos en fibra. Si le diagnosticaron intolerancia a la lactosa, su dieta aún puede ser flexible y debe consistir en una variedad de alimentos de todas las categorías, pero su médico probablemente le recomendará que limite su consumo de lácteos.

## Cirugía

Entre dos tercios y tres cuartas partes de las personas con enfermedad de Crohn necesitarán cirugía en algún momento de sus vidas, incluso con los medicamentos y la dieta adecuados. La cirugía puede restaurar su más alta calidad de vida y salvar una parte de su tracto gastrointestinal, aunque no puede curar la enfermedad de Crohn.

Cuando los medicamentos ya no pueden controlar sus síntomas, o si desarrolla una obstrucción, fístula o fisura intestinal, se hace necesaria la cirugía. La anastomosis, o la unión de los dos extremos del intestino sano, sigue a la extirpación del segmento enfermo del colon (resección) en la mayoría de los casos. Aunque estos tratamientos pueden hacer que los síntomas desaparezcan durante mucho tiempo, la enfermedad de Crohn suele aparecer en una etapa posterior de la vida.

**Cosas clave que debe saber sobre la cirugía:**

- Los estudios han revelado que el 18% de los pacientes de Crohn eventualmente necesitarán cirugía en un período de 5 años. En los últimos años se ha producido un descenso notable de este porcentaje.
- Dependiendo de la causa, la gravedad y la ubicación de la afección, se pueden realizar varias operaciones.
- Alrededor del 31% de los pacientes con enfermedad de Crohn podrían necesitar una segunda resección diez años después de la inicial.

# Sección 8

## Tomar decisiones informadas (consulte a su médico)

¡No es el único al que le resulta difícil comprender la gran cantidad de medicamentos y tratamientos disponibles! Debido a que la EII es tan complicada, es fundamental analizar las ventajas y desventajas de cada opción de tratamiento con su médico.

### Preguntas para hacerle a su médico

Al recibir un diagnóstico de enfermedad de Crohn, es normal experimentar incertidumbre y ansiedad. Numerosas partes de su vida pueden verse afectadas por la enfermedad de Crohn y estos efectos pueden variar con el tiempo.

Estudiar todo lo que pueda sobre la enfermedad de Crohn es la mejor manera de prepararse para vivir con esta afección. Puede iniciar una conversación con su profesional de la salud haciendo estas preguntas. Su capacidad para controlar su afección y vivir la vida que desea mejorará con un mayor conocimiento sobre la enfermedad de Crohn.

**Si conoce la enfermedad de Crohn, consulte con su médico sobre lo siguiente:**

- ¿Por qué la gente contrae la enfermedad de Crohn?
- ¿Cuáles son los síntomas e indicadores de la enfermedad de Crohn?
- ¿Qué tipo de enfermedad de Crohn tengo?
- ¿Cómo puedo vigilar mi salud?
- ¿Cómo puedo saber si estoy experimentando un ataque de asma?
- Cuando mi enfermedad de Crohn esté en remisión, ¿cómo lo sabré?

**Haga a su médico las siguientes preguntas sobre las relaciones y el estilo de vida:**

- ¿Cómo afectará la enfermedad de Crohn a mis viajes, empleo y estado físico?
- ¿Debo cambiar mi forma de comer? Si es así, ¿cómo?
- ¿Qué impacto tendrá la enfermedad de Crohn en el embarazo y la planificación familiar?
- ¿Cómo afectará mi enfermedad a otras personas?

**Haga a su médico las siguientes preguntas sobre los tipos de tratamientos de exploración:**

- ¿Cómo se administra el tratamiento para la enfermedad de Crohn?
- ¿Cuáles son los beneficios y desventajas del tratamiento?
- ¿Qué tipos de efectos adversos es probable que experimente debido a mi medicamento?
- ¿Necesito operarme? Si es así, ¿qué implica eso?
- ¿Qué más terapias se ofrecen?

**Haga a su médico las siguientes preguntas sobre el manejo de la enfermedad:**

- ¿Qué puedo hacer para detener los brotes?
- ¿Cuándo debo visitar al médico?
- ¿Cómo puedo reducir mis síntomas en casa?

**Consejos para aliviar el estrés**

- Lleve material de escritura a su cita para que pueda anotar los términos y cualquier tema que desee discutir con su médico.

- Consulte con su médico o enfermero sobre la forma más eficaz de realizar un seguimiento entre visitas.